BEI GRIN MACHT SICH IHR WISSEN BEZAHLT

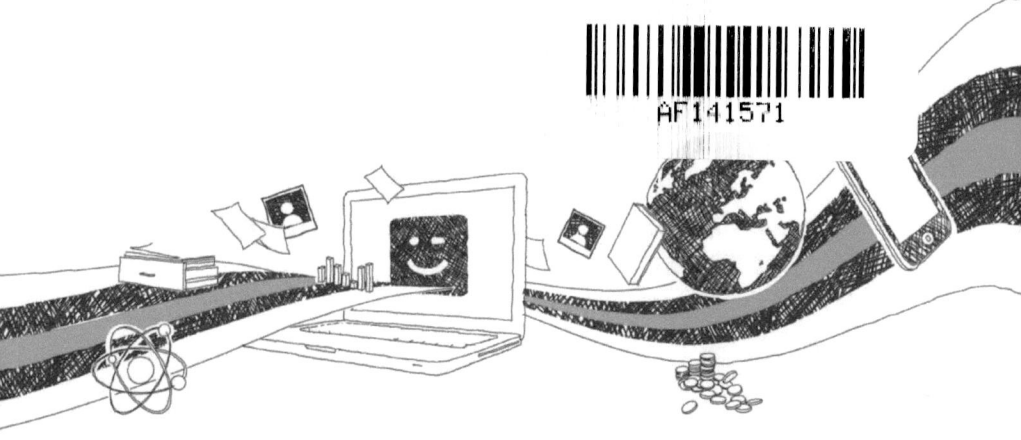

AF141571

- Wir veröffentlichen Ihre Hausarbeit,
  Bachelor- und Masterarbeit

- Ihr eigenes eBook und Buch -
  weltweit in allen wichtigen Shops

- Verdienen Sie an jedem Verkauf

Jetzt bei www.GRIN.com hochladen
und kostenlos publizieren

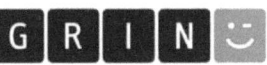

Reza Fathollah Nejad Asl

Organisations- und kollektives Vetragsrecht in der gesetzlichen Krankenversicherung

Welche Auswirkungen hat die Gesundheitsreform 2007 auf die gesetzlichen Krankenversicherer?

GRIN Verlag

Bibliografische Information der Deutschen Nationalbibliothek:

Die Deutsche Bibliothek verzeichnet diese Publikation in der Deutschen National-
bibliografie; detaillierte bibliografische Daten sind im Internet über http://dnb.d-
nb.de/ abrufbar.

Impressum:

Copyright © 2007 GRIN Verlag GmbH
Druck und Bindung: Books on Demand GmbH, Norderstedt Germany
ISBN: 978-3-640-19029-4

Dieses Buch bei GRIN:

http://www.grin.com/de/e-book/111834/organisations-und-kollektives-vetragsrecht-
in-der-gesetzlichen-krankenversicherung

GRIN - Your knowledge has value

Der GRIN Verlag publiziert seit 1998 wissenschaftliche Arbeiten von Studenten, Hochschullehrern und anderen Akademikern als eBook und gedrucktes Buch. Die Verlagswebsite www.grin.com ist die ideale Plattform zur Veröffentlichung von Hausarbeiten, Abschlussarbeiten, wissenschaftlichen Aufsätzen, Dissertationen und Fachbüchern.

Besuchen Sie uns im Internet:

http://www.grin.com/

http://www.facebook.com/grincom

http://www.twitter.com/grin_com

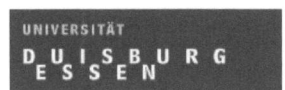

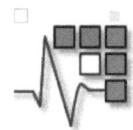

UNIVERSITÄT DUISBURG-ESSEN

ALFRIED KRUPP VON BOHLEN UND HALBACH

STIFTUNGSLEHRSTUHL FÜR MEDIZIN-MANAGEMENT

Wintersemester 2006/07
Hausarbeit im Rahmen der Veranstaltung:

MM 10: KRANKENVERSICHERUNGSMANAGEMENT

Thema der Arbeit:

Organisations- und kollektives Vertragsrecht in der gesetzlichen Krankenversicherung

Welche Auswirkung hat die Gesundheitsreform 2007 auf die gesetzlichen Krankenversicherer?

eingereicht von:

Reza Fathollah Nejad
1. Semester Medizin-Management (M.Sc.)

INHALTSVERZEICHNIS

DARSTELLUNGSVERZEICHNIS

0.   EINFÜHRUNG IN DIE HAUSARBEIT

Die vorliegende Arbeit befasst sich mit den Auswirkungen der bevorstehenden Gesundheitsreform 2007 auf das Organisations- und Kollektivvertragsrecht in der gesetzlichen Krankenversicherung.

Gegenstand der Arbeit bilden drei Reformvorhaben des Bundesgesetzgebers: Zum einen die Bildung des Spitzenverbandes Bund der Krankenkassen, dann die Reform des Gemeinsamen Bundesausschusses und schließlich die Erweiterung der Insolvenzfähigkeit auf alle Krankenkassen und der damit verbundenen Auflösung der bisherigen kassenartensinternen Haftungsverbünde.

Die Arbeit ist grob in drei Abschnitte untergliedert. Im ersten Abschnitt erfolgt die Darlegung des aktuell geltenden Rechts des gesetzlichen Krankenversicherungssystems. Der zweite Abschnitt widmet sich den geplanten Veränderungen durch das GKV-Wettbewerbsstärkungsgesetz (GKV-WSG) der Großen Koalition. Als Vorlage werden dabei im Wesentlichen die vom Bundeskabinett im Sommer 2006 verabschiedeten *Eckpunkte der Gesundheitsreform* und zudem der *Entwurf eines Gesetzes zur Stärkung des Wettbewerbs in der Gesetzlichen Krankenversicherung (GKV-Wettbewerbsstärkungsgesetz – GKV-WSG)* herangezogen. Der letzte Abschnitt beschäftigt sich schließlich mit der Frage, welche Auswirkungen diese Reformschritte auf den Wettbewerb innerhalb der gesetzlichen Krankenversicherung haben.

1. STATUS QUO DES ORGANISATIONS- UND KOLLEKTIVEN VERTRAGSRECHTS IN DER GESETZLICHEN KRANKENVERSICHERUNG

Im folgenden Abschnitt wird zuerst das derzeit geltende Organisationsrecht der gesetzlichen Krankenkassen dargelegt. Der Schwerpunkt liegt hierbei bei der Beschreibung ihrer Aufbauorganisation sowie ihrer Aufgaben. Dann werden die Aufgaben und die Funktionsweise des Gemeinsamen Bundesausschusses erläutert. Schließlich erfolgt die Beschreibung der derzeitigen Rechtslage zur Insolvenzfähigkeit und der Haftungsverbünde der Krankenkassen.

1.1. ORGANISATIONSRECHT DER GESETZLICHEN KRANKENKASSEN

1.1.1. AUFBAUORGANISATION

Träger der gesetzlichen Krankenversicherung (GKV) sind die Krankenkassen. Sie sind Körperschaften öffentlichen Rechts.[1] Man unterscheidet folgende acht Kassenarten:

Darstellung 1: Kassenarten in der gesetzlichen Krankenversicherung (Anzahl; Stand: 2006):

- Allgemeine Ortskrankenkassen (17)
- Betriebskrankenkassen (199)
- Innungskrankenkassen (16)
- See-Krankenkasse (1)
- Landwirtschaftliche Krankenkassen (9)
- Knappschaftliche Krankenversicherung der Bundesknappschaft (1)
- Arbeiter-Ersatzkassen (3)
- Angestellten-Ersatzkassen (7)

Quelle: Die gesetzlichen Krankenkassen, GKV (2006): www.g-k-v.de.

Die Kassenartenvielfalt ist auf die Zeit vor der Gründung der GKV im Jahr 1883 zurückzuführen, als noch eine Vielzahl von berufsgruppenspezifischen und örtlichen so genannter Hilfseinrichtungen für den Krankheitsfall existierten. Die Zahl der Kassen reduzierte sich kontinuierlich – heute zählt man etwa 250 Krankenkassen.[2]

Die Organisation der Krankenkassen in der GKV orientiert sich an einer föderalen Hierarchie. Die einzelnen Kassenarten sind auf Landes- und Bundesebene organisiert. Alle Kassenarten bilden jeweils einen Spitzenverband auf Bundesebene.

Landesunmittelbare Kassen, d.h. jene deren Zuständigkeitsbereich sich nicht über das Gebiet eines Bundeslandes hinaus erstreckt, bilden jeweils Landesverbände. Als solche gelten die Orts-, Betriebs- und Innungskrankenkassen. Sie werden durch das zuständige Sozialministerium des Landes beaufsichtigt. Die Ersatzkassen, die landwirtschaftlichen

---

[1] Vgl. § 4 SGB V.
[2] Vgl. Rosenbrock, R. / Gerlinger, T. (2006): S. 110.

Krankenkassen, die Knappschaft sowie die Seekrankenkasse sind so genannte bundesunmittelbare Krankenkassen. Sie sind bundesweit tätig und unterliegen somit der Aufsicht des Bundesversicherungsamts (BVA). Diese Kassenarten verfügen über Landesvertretungen.[3]

Zur Koordination gesundheitspolitischer Positionen mit anderen Kassenverbänden bilden die Spitzenverbände der Krankenkassen nach § 129 SGB V eine so genannte Arbeitsgemeinschaft. Die Arbeitsgemeinschaft der Spitzenverbände setzt sich in drei Gremien zusammen: Arbeitskreis der Vorsitzenden der Selbstverwaltungsorgane (AK I), Arbeitskreis der Geschäftsführungsorgane (AK II) und das Beschlussgremium nach § 213 Abs. 2 SGB V.[4] Nach kassenverbandsinterner Meinungsbildung findet in diesen Gremien der Interessensausgleich statt. Dieser ist vor allem im Hinblick auf die im § 213 Abs. 2 SGB V vom Gesetzgeber geforderten „gemeinsam und einheitlich zu treffenden Entscheidungen" notwendig.[5] Diese sind beispielsweise die Festsetzung von Arzneimittelfestbeträgen oder die Erstellung und Fortschreibung des Heilmittelverzeichnisses.[6] Zur Vermeidung von Doppelarbeit und zur Spezialisierung in die einzelnen Themengebiete teilen sich die Spitzenverbände die Aufgaben in so genannte Federführungsbereiche. Nachfolgend aufgeführt sind ausgewählte Leistungsbereiche, für welche jeweils ein Verband zuständig ist:

Darstellung 2: Federführungsbereiche der Spitzenverbände der Krankenkassen:

Bereich	Federführer
Ärztliche Versorgung	AOK-Bundesverband
Zahnärztliche Versorgung	AOK-Bundesverband
Arzneimittel	BKK-Bundesverband
Früherkennung, Prävention etc.	IKK-Bundesverband
Heil- und Hilfsmittel	IKK-Bundesverband
Krankenhaus	VdAK/AEV
Vorsorge, Rehabilitation	VdAK/AEV

Quelle: Betriebs- und Personalräte der Spitzenverbände der Krankenkassen (2006), S. 2.

---

[3] Vgl. Simon, M. (2005): S. 98 f. und § 90 SGB IV.
[4] Vgl. GKV (2006b): http://www.g-k-v.de/gkv/index.php?id=73.
[5] Vgl. Betriebs- und Personalräte der Spitzenverbände der Krankenkassen (2006): S. 3.

1.1.2. ABSCHLUSS VON KOLLEKTIVVERTRÄGEN ALS AUFGABE DER KRANKENKASSEN

Die *Aufgaben* der Verbände auf Landes- bzw. Bundesebene sind im §§ 211 bzw. 217 SGB V geregelt. Im Wesentlichen erfüllen sie vier Aufgaben.

Erstens sind die Verbände der Krankenkassen **Vertragspartner** von Verbänden der Leistungserbringer oder einzelnen Leistungserbringern.

Zweitens. Sie entsenden **Vertreter in die Gremien der gemeinsamen Selbstverwaltung.**[7] Auf Bundesebene delegieren die Spitzenverbände der Krankenkassen Vertreter in den Gemeinsamen Bundesausschuss (G-BA) (vgl. 1.2.) sowie in den Bewertungsausschuss. Die Zulassungsausschüsse nach § 96 SGB V, Ausschüsse für die Krankenhausplanung und verschiedene Landessschiedsstellen werden jeweils von den Landesverbänden bzw. - vertretungen zur Repräsentation der Kostenträgerseite besetzt.[8]

Drittens. Vergleichbar mit Verbänden in anderen Bereichen eines pluralistischen Gemeinwesens, dienen sie der **Interessensvertretung** ihrer Mitglieder.[9] Folglich nehmen sie die Vertretung der Interessen ihrer Mitgliedskassen gegenüber den Leistungserbringern, der Politik und der allgemeinen Öffentlichkeit wahr.[10]

Innerhalb der vertragsärztlichen Versorgung werden Verträge, die zwischen Krankenkassenverbänden oder einzelnen Krankenkassen und den Verbänden der Leistungserbringer geschlossen werden, als *Kollektivverträge* bezeichnet. Das deutsche Kollektivvertragsrecht gilt als *„tragende Säule des Steuerungsregimes"*[11] der GKV.

Zur Ausgestaltung stellt der Gesetzgeber zwei Möglichkeiten zur Verfügung: die Bundesmantelverträge (BMV) und die Gesamtverträge (§§ 82, 83 SGB V).[12]

Um bundesweit einheitliche Standards für die vertragsärztliche Versorgung zu gewährleisten, schließen die Spitzenverbände der Krankenkassen die BMV mit der Kassen(-zahn)ärztlichen Bundesvereinigung (KBV/KZBV) ab. Der Bundesmantelvertrag wird automatisch Bestandteil der Gesamtverträge, die die Kassen(-zahn)ärztlichen Vereinigungen (KV/KZV) mit den regional zuständigen Landesverbänden der Krankenkassen und den Verbänden der Ersatzkassen schließen.[13] Die Verträge beschließen Art, Umfang, Qualität und Preis der Leistungen.

---

[6] Vgl. Ebsen, I. / Greß, S. et al. (2003): S. 82 f.
[7] Vgl. Rosenbrock, R. / Gerlinger, T. (2006): S. 111.
[8] Vgl. Simon, M. (2005): S. 101.
[9] Vgl. Straßner, A. (2006): S. 10 f und §§ 211 Abs. 2 / 217 Abs. 2 SGB V.
[10] Vgl. Simon, M. (2005): S. 101.
[11] Rosenbrock, R. / Gerlinger, T. (2006): S. 332.
[12] Vgl. Zalewski, T. (2004): S. 10.
[13] Vgl. Nösser, G. (2004): S. 12.

1.2. DER GEMEINSAME BUNDESAUSSCHUSS (G-BA)

Der Gemeinsame Bundesausschuss (G-BA) als wichtigstes Organ der Selbstverwaltung in der gesetzlichen Krankenversicherung ging aus dem Gesetz zur Modernisierung der Krankenversicherung (GMG), welches am 01.01.2004 in Kraft trat, hervor. Als Folge des GMG wurden die bis dahin vier nebeneinander tätigen Ausschüsse – Bundesausschuss der Ärzte und Krankenkassen, Bundesausschuss der Zahnärzte und Krankenkassen, Ausschuss Krankenhaus und Koordinierungsausschuss – zum G-BA zusammengefasst.

Zu den Aufgaben des Gemeinsamen Bundesausschusses gehört mitunter die Konkretisierung des Leistungskatalogs der Gesetzlichen Krankenversicherung gemäß des Wirtschaftlichkeitsgebotes nach den §§ 2 und 12 Abs. 1 SGB V, d.h. nur Leistungen, welche ausreichend, zweckmäßig und wirtschaftlich sind und das Maß des Notwendigen nicht überschreiten dürfen von den Leistungserbringern bewirkt und von den Krankenkassen bewilligt werden.

Des Weiteren definiert der G-BA die Anforderungen an Qualitätsmanagement- und Qualitätssicherungsmaßnahmen für verschiedene Versorgungsbereiche in der GKV. Zur Aufgabenerfüllung wurde das fachlich unabhängige Institut für Qualität und Wirtschaftlichkeit im Gesundheitswesen (IQWiG) eingerichtet.[14]

Die vom G-BA beschlossenen Richtlinien haben untergesetzlichen Normcharakter und sind integraler Teil der Bundesmantelverträge und der Verträge zwischen den Verbänden der Leistungserbringer und Kostenträger auf Landesebene. [15] Das Bundesministerium für Gesundheit (BMG) ist rechtlich dazu befähigt innerhalb einer Zweimonatsfrist diese Richtlinien abzulehnen. Sollten Richtlinien gar nicht oder nicht fristgerecht zustande kommen, so ist das BMG berechtigt sie selbst zu erlassen.[16]

Gemäß § 91 Abs. 2 SGB V setzt sich der Gemeinsame Bundesausschuss aus neun Vertretern der Krankenkassen, neun Vertretern der Leistungserbringer, neun unparteiischen Mitgliedern sowie aus bis zu neun Patientenvertretern (§ 140f SGB V) zusammen. Die Vertreter der Krankenkassen werden jeweils von ihren Spitzenverbänden benannt. Eines der unparteiischen Mitglieder erhält den Vorsitz des Plenums. Anders als alle anderen Mitglieder des Ausschusses haben die Patientenvertreter kein Stimmrecht, sondern ausschließlich Antrags- und Mitberatungsrecht. Die Patientenvertreter werden vom Deutschen Behindertenrat, von

---

[14] Bundesministerium für Gesundheit (2006c): S. 7f.
[15] Vgl. Rosenbrock, R. / Gerlinger, T. (2006): S. 146.
[16] Vgl. § 94 SGB V.

der Bundesarbeitsgemeinschaft der PatientInnenstellen, der deutschen Arbeitsgemeinschaft Selbsthilfegruppen sowie vom Bundesverband der Verbraucherzentralen delegiert.[17]

Die Zusammensetzung des Plenums, insbesondere die konkrete Verteilung der Vertreter auf Leistungserbringer- sowie auf Kostenträgerseite, ist in der folgenden Abbildung dargestellt:

Darstellung 3: Zusammensetzung des Plenums des Gemeinsamen Bundesausschusses

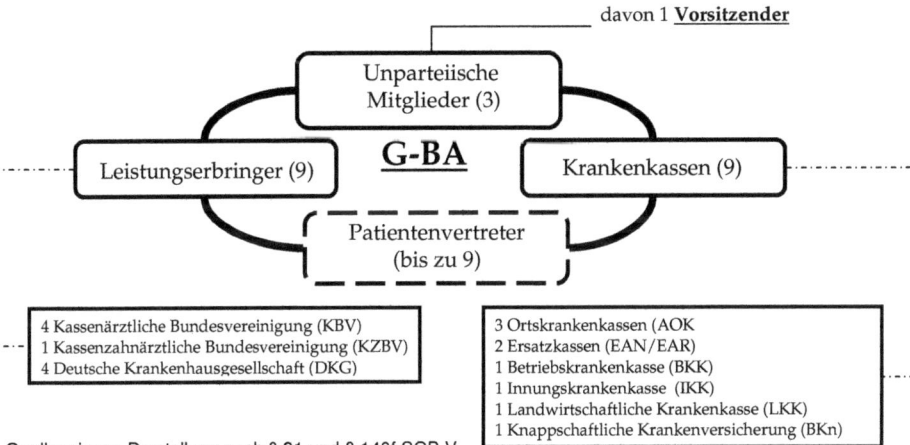

Quelle: eigene Darstellung nach § 91 und § 140f SGB V

Je nach Sachgebiet der Beschlüsse regelt das Gesetz in § 91 Abs. 4-7 die jeweils zu variierende Konstellation des Ausschusses. Beispielsweise wird bei Beschlüssen, welche rein die zahnmedizinische Versorgung betreffen, vorgesehen, dass an Stelle der acht Vertreter aus der DKG und der KBV weitere acht Repräsentanten der KZBV mitwirken.[18] Diese wechselnde Besetzung ist in der folgenden Darstellung veranschaulicht:

Darstellung 4: Wechselnde Besetzung des Ausschusses auf der Leistungserbringerseite:

• Verfahrens- und Geschäftsordung	(alle)
• Hochspezialisierte Leistungen, QS, DMP	(ohne KZBV)
• Ambulante ärztliche Versorgung	(nur KBV)
• Ambulante psychotherapeutische Versorgung	(KBV mit Psychotherapeuten)
• Ambulante zahnärztliche Versorgung	(nur KZBV)
• Stationäre Leistungen	(nur DKG)

Quelle: Gesundheit und Gesellschaft Spezial (2004) Heft 7-8, Seite 9.

---

[17] Vgl. Bundesministerium für Gesundheit (2006b): S. 3.
[18] Vgl. § 92 Abs. 6 SGB V.

1.3. INSOLVENZFÄHIGKEIT UND HAFTUNGSVERBÜNDE DER KRANKENKASSEN

Bislang schützt § 12 Abs. 1 Nr. 2 der Insolvenzordnung (InsO) landesunmittelbare Krankenkassen vor Insolvenzverfahren. Es heißt dort wörtlich:

„Unzulässig ist das Insolvenzverfahren über das Vermögen einer juristischen Person des öffentlichen Rechts, die der Aufsicht eines Landes untersteht, wenn das Landesrecht dies bestimmt."[19]
Somit kann nach geltendem Recht das Insolvenzverfahren nur über das Vermögen bundesunmittelbarer und jener landesunmittelbarer Krankenkassen, bei dem das zuständige Bundesland nicht von der oben genannten Regelung Gebrauch gemacht hat, eröffnet werden.[20]

Das SGB V regelt in den §§ 155 Abs. 4 Satz 2 und 164 Abs. 1 Satz 4 die Haftungsverbünde der landesunmittelbaren Orts-, Betriebs- und Innungskrankenkassen. Demnach haften jeweils die kassenartenspezifischen Landesverbände für die Befriedigung der Gläubiger aus dem Vermögen der geschlossenen bzw. aufgelösten Krankenkasse ihrer jeweiligen Kassenart.

2. VERÄNDERUNGEN DURCH DIE REFORM

2.1. BILDUNG EINES SPITZENVERBANDES BUND DER KRANKENKASSEN UND SEINE AUFGABEN

Statt der sieben kassenartenbezogenen Spitzenverbände (vgl. 1.1.1.), soll in Zukunft ein Krankenkassenspitzenverband auf Bundesebene eingerichtet werden. Die noch bis zum 31.12.2008 bestehenden sieben Spitzenverbände werden ab dem 1. Januar 2009 in Gesellschaften bürgerlichen Rechts umgewandelt. Gesellschafter sind die Landesverbände. Die Gesellschaften übernehmen als Rechtsnachfolger der Bundesverbände deren Rechte und Pflichten, insbesondere in vermögens-, dienst- und arbeitsrechtlicher Hinsicht.[21] Im Gegensatz fungiert der neue Dachverband als Körperschaft öffentlichen Rechts und ist ein Organ der Selbstverwaltung.[22] Sollten die Krankenkassen bzw. ihre Verbände den Spitzenverband Bund nicht bis zum 31.12.2007 errichtet haben, so führen die Aufsichtsbehörden die Errichtung durch.[23]

---

[19] § 12 Abs. 1 Satz 2 InsO.
[20] Vgl. Bundesregierung (2006): S. 424.
[21] Vgl. ebd., S. 106 f.
[22] Vgl. ebd., S. 109.
[23] Vgl. Bundesministerium für Gesundheit (2006a): S. 18.

Der Gesetzgeber beabsichtigt mit der Schaffung eines Spitzenverbandes die Straffung der zeitlichen und organisatorischen Abläufe und will weiter Handlungsblockaden vermeidet wissen.[24]

Laut Eckpunktepapier kommen diesem Dachverband *„einige wenige wettbewerbsneutrale Aufgaben"*[25] zu. Zum einen vertritt er seine Mitgliedskassen, d.h. alle gesetzlichen Krankenkassen, in der gemeinsamen Selbstverwaltung. Beispielhaft sei die Entsendung von drei Vertretern in den dann neu formierten G-BA genannt (vgl. 2.2.). Zum anderen obliegt ihm die Vertragskompetenz für Kollektivverträge.[26]

Außerdem übernimmt der Spitzenverband Bund alle Kompetenzen, die bislang den einzelnen Spitzenverbänden zukamen, insbesondere jene Entscheidungen, die von ihnen *gemeinsam und einheitlich* zu treffen waren (vgl. 1.1.1.).

2.2. REFORM DES GEMEINSAMEN BUNDESAUSSCHUSSES (G-BA)

Die wesentliche Änderung des Gemeinsamen Bundesausschusses durch die geplante Gesundheitsreform ist die *Professionalisierung* auf Basis der Umstrukturierung dieses Gremiums der Selbstverwaltung. So sollen die bisherige ehrenamtliche Mitgliedschaft von Vertretern der Selbstverwaltungen der Krankenkassenverbände, Ärzte, Zahnärzte und Krankenhäuser durch hauptamtliche Mitglieder ersetzt werden. Diese Hauptamtlichen können von den Selbstverwaltungspartnern benannt werden.[27] Konkret ergibt sich nach dem Gesetzesentwurf folgende Zusammensetzung:

Darstellung 5: Zusammensetzung des Plenums des Gemeinsamen Bundesausschusses nach Gesundheitsreform laut Gesetzesentwurf

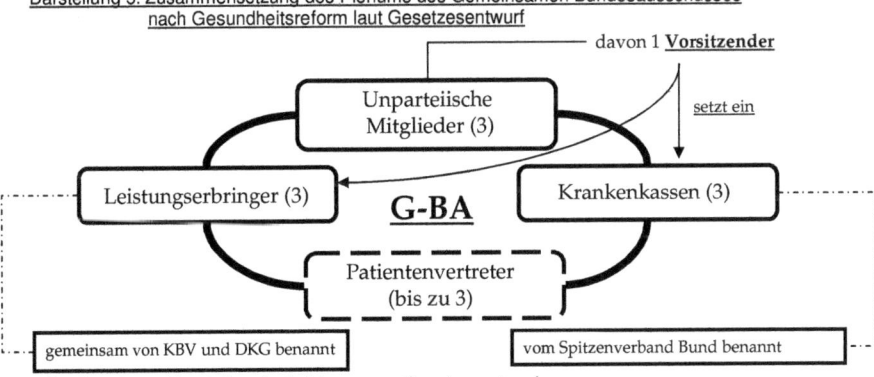

Quelle: eigene Darstellung in Anlehnung an Gesetzesentwurf

---

[24] Vgl. Bundesregierung (2006): S. 436.
[25] Bundesministerium für Gesundheit (2006a): S. 17.
[26] Vgl. Reimers, L. (2006): S. 593.

Die Kassen(-zahn)ärztlichen Bundesvereinigungen (KBV/KZBV) und die Deutsche Krankenhausgesellschaft (DKG) schlagen gemeinsam drei hauptamtliche Vertreter vor; so auch der dann neu geschaffene Spitzenverband Bund.[28] Diese können auch Sachverständige sein, die bis dahin keiner Trägerorganisation angehörten.[29] Sie werden dann vom Vorsitzenden eingesetzt. Die drei unparteiischen Mitglieder bleiben weiterhin ehrenamtlich.[30] Da im Gesetzesentwurf keine Änderung des § 140f SGB V vorgesehen ist, entspricht die Anzahl der Patientenvertreter weiterhin höchstens der Zahl der Vertreter der Kostenträgerseite.

Wichtig anzumerken ist, dass nur noch ein einziges Beschlussgremium besteht, der alle Entscheidungen zur Aufgabenerfüllung des G-BA trifft.

Die Professionalisierung wird vom Gesetzgeber unterschiedlich begründet. Zum einen soll sie der steigenden Arbeitsverdichtung durch die Existenz eines einzigen Beschlussgremiums gerecht werden. Zum anderen soll dadurch erreicht werden, dass die Entscheidungen mehr *„sachbezogen"* und weniger *„interessensgeleitet"* getroffen werden. Ein weiteres Vorhaben des Gesetzgebers ist die Straffung und Transparenz der Gremienarbeit.[31]

Ferner wird § 94 SGB V, welches das ***Wirksamwerden der Richtlinien*** des G-BA regelt, erweitert. Folglich werden die Möglichkeiten des Bundesministeriums für Gesundheit (BMG) zur Einflussnahme ausgeweitet. Es kann *„im Rahmen der Richtlinienprüfung vom Gemeinsamen Bundesausschuss zusätzliche Informationen und ergänzende Stellungnahmen anfordern"[32]*. Die Zweimonatsfrist (vgl. 1.2.) wird hierzu entsprechend unterbrochen. Das BMG kann zusätzlich von einer Beanstandung absehen, indem sie die jeweiligen Beschlüsse zur Modifizierung innerhalb einer festgelegten Frist, an bestimmte Auflagen knüpft.[33]

---

[27] Vgl. Bundesministerium für Gesundheit (2006a): S. 19.
[28] Vgl. Bundesregierung (2006): S. 152.
[29] Vgl. ebd., S. 485.
[30] Vgl. ebd., S. 152.
[31] Vgl. ebd., S. 486.
[32] Ebd., S. 64.
[33] Vgl. ebd.

2.3. INSOLVENZFÄHIGKEIT ALLER KRANKENKASSEN UND AUFLÖSUNG DER HAFTUNGSVERBÜNDE

Der Bundesgesetzgeber sieht vor, dass künftig alle Krankenkassen insolvenzfähig werden. Hierzu wird der § 171 b neu in das SGB V aufgenommen. Dieser erklärt ausdrücklich, dass die Regelung des § 12 Abs. 1 Nr. 2 InsO auf Krankenkassen keine Anwendung mehr findet. D.h. der bisher geltende Ausschluss für Insolvenzen auf Landesebene (vgl. 1.3.) wird aufgehoben.

Der Gesetzgeber will damit im Hinblick auf ein wettbewerblich geprägtes Krankenkassensystem gleiche rechtliche Rahmenbedingungen für alle Krankenkassen – ob bundes- oder landesunmittelbar – schaffen und damit einen *„Beitrag zur Belastungsgleichheit"* leisten.[34]

Es finden künftig die Regelungen des Fünften Teils der Insolvenzordnung Anwendung. Dieser beinhaltet unter anderem Regelungen zur Befriedigung der Insolvenzgläubiger. Das System der kassenartenspezifischen Haftungsverbünde (vgl. 1.3.) wird damit vor allem im Zusammenhang mit der Umwandlung der Bundesverbände in Gesellschaften bürgerlichen Rechts (vgl. 2.1.) aufgehoben.[35]

3.   AUSWIRKUNGEN DER REFORM

3.1.   BILDUNG EINES SPITZENVERBANDES BUND DER KRANKENKASSEN

Die Errichtung eines Spitzenverbandes Bund der Krankenkassen lässt sich sehr differenziert beurteilen.

Einerseits widersprechen die Bildung des Spitzenverbandes und die damit verbundene Konzentration der Aufgaben dem Grundziel des Gesetzgebers, den Wettbewerb im Gesundheitswesen zu stärken.[36] Denn etwa 70 Prozent der Ausgaben in der GKV werden dann zukünftig von diesem Dachverband mit verbindlicher Wirkung für alle hierarchisch untergeordneten Ebenen gesteuert werden.[37] Das führt dazu, dass der wettbewerbliche Handlungsspielraum der einzelnen Kassen eingeschränkt wird.[38] An Stelle einer Orientierung zu mehr Versorgung durch Selektivverträge, hat diese Strukturreform eine *„noch kollektivere Regelversorgung"*[39] zur Konsequenz.

---

[34] Vgl. Bundesregierung (2006): S. 425.
[35] Vgl. ebd., S. 419 ff.
[36] Vgl. Spitzenverbände der Krankenkassen (Hrsg.) (2006): S. 4.
[37] Vgl. Plass, M. (2006): S. 377.
[38] Vgl. Deutscher Bundestag (2006): S. 13 und GKV (2006): S. 12.
[39] Reimer, L. (2006): S. 593.

Die Bildung des einheitlichen Spitzenverbandes kann damit zur Zentralisierung des Systems der GKV auf Kostenträgerseite führen. Insgesamt betrachtet zeigt sich ein Bruch beim Streben der Gesetzgebung nach einem System von mehr und effizienterem Wettbewerb. Denn wettbewerbstaugliche Strukturen wie der kassenartenspezifischen Verbandsvielfalt werden damit aufgegeben.[40] Hier *„werden Entscheidungen getroffen, die von einem föderalen System weg hin zu einem zentralen System führen"[41]*.

Der Gesetzgeber beabsichtigt vorhandene Handlungsblockaden der gemeinsamen Selbstverwaltung durch die Vereinheitlichung der Spitzenverbände zu beseitigen. Jedoch können diese nicht nur auf die Vielzahl der Spitzenverbände zurückgeführt werden. Denn Verzögerungen und Blockaden treten im System der gemeinsamen Selbstverwaltung erst beim Interessensausgleich mit den Leistungserbringern auf.[42]

Andererseits kann es damit auch zu ökonomischen Vorteilen kommen. Eine derartige Vereinigung der Spitzenverbände kann die Verbändevielfalt und damit einhergehend das Rent-Seeking von Lobbyisten im Gesundheitswesen vermindern.[43] Des Weiteren können horizontale Zusammenschlüsse im Gesundheitswesen durch Senkung der Transaktionskosten und durch Realisierung von Größenvorteilen die Effizienz steigern.[44]

Doch so, wie der Gesetzesentwurf es bislang vorsieht, werden die Bundesverbände als Gesellschaften bürgerlichen Rechts, von sämtlichen Aufgaben befreit, neben dem neuen Spitzenverband koexistieren. Das Resultat ist das Vorhandensein von doppelten Sach- und Personalmitteln.[45]

3.2. REFORM DES GEMEINSAMEN BUNDESAUSSCHUSSES (G-BA)

Die Reform des Gemeinsamen Bundesausschusses stößt auf harte Kritik seitens der Selbstverwaltung.

Die Kassenärztliche Bundesvereinigung (KBV), die deutsche Krankenhausgesellschaft (DKG) sowie die Spitzenverbände der Krankenkasse lehnen die beabsichtigten Reformen einstimmig ab.[46]

Dr. Rainer Hess, Unparteiischer Vorsitzender des G-BA, sieht das beabsichtigte Ziel des Gesetzgebers mehr Effizienz der Gremienarbeit zu erreichen, durch eine professionalisierte

---

[40] Vgl. Scholz, R. / Buchner, R. (2006): S. 28.
[41] Deutscher Bundestag (2006): S. 12.
[42] Vgl. GKV (2006): S. 12.
[43] Vgl. Reimers, L. (2006): S. 593.
[44] Vgl. Sachverständigenrat zur Begutachtung der Entwicklung im Gesundheitswesen (2005): S. 43 f.
[45] Vgl. Scholz, R. / Buchner, R. (2006): S. 24 f.
[46] Deutscher Bundestag (2006), S. 16f. und GKV (2006): S. 11f.

Besetzung des Gremiums für nicht erreichbar.[47] *„Im Gegenteil [die Professionalisierung] gefährdet sie sogar erheblich.“*[48] Für ihn geht es bei der Reform des G-BA nicht einmal um eine *„Besetzungsentscheidung"*, sondern um eine *„Strukturentscheidung"*. Die Tatsache, dass sich dieses Gremium beabsichtigt aus gewählten Repräsentanten der einzelnen Selbstverwaltungsorganorgane zusammensetzt, um so einen Interessensausgleich herbeizuführen, würde durch die hauptamtliche Besetzung durch das BMG untergraben werden.

Eines der wesentlichen Kritikpunkte ist auch die Frage der Legitimation und Repräsentativität eines solchen hauptamtlich besetzten Beschlussgremiums. Da die hauptamtlichen Mitglieder nicht mehr direkt aus den Trägerorganisationen entsandt, sondern vom BMG benannt werden, stellt ein derartiger G-BA keine Institution der Selbstverwaltung mehr dar und würde sich somit von dieser abkoppeln.[49] Durch die Benennung der Mitglieder und die erweiterten Möglichkeiten zur Ersatzvornahme wird die Einflussnahme des BMG deutlich ausgedehnt. Damit würde die Rechtsaufsicht des Ministeriums zu einer Fachaufsicht ausgeweitet werden – der Leistungskatalog der GKV könnte dann vom Staat definiert werden.[50]

3.3. INSOLVENZFÄHIGKEIT UND AUFLÖSUNG DER HAFTUNGSVERBÜNDE DER KRANKENKASSEN

Die gesetzlichen Krankenkassen stehen einer sich verschlechternden *finanziellen Situation* durch die Gesundheitsreform gegenüber. Die Insolvenzwahrscheinlichkeit einer Kasse wird durch ihre nachteilige Finanzlage sowohl auf der Einnahmen- als auch auf der Ausgabenseite begünstigt.

Auf der Einnahmenseite sieht die Regierungskoalition die Reduzierung der Steuerzuschüsse (Rückgang der Tabaksteuereinnahmen) und weiter die Einführung eines neuen Finanzierungsmodells vor. Auf der Ausgabenseite werden durch die Einführung des Spitzenverbandes Bund (vgl. 2.1.) die Möglichkeiten zur Ausgabenbestimmung eingeschränkt. Außerdem wird mit einer Ausgabenerhöhung aufgrund der Versicherung bislang Versicherungsloser gerechnet.[51]

Was ergeben diese Umstände im Hinblick auf das Insolvenzrecht für Krankenkassen?

---

[47] Vgl. o.V. (2006b): S. 236.
[48] o.V. (2006b): S. 236.
[49] Deutscher Bundestag (2006): S. 14f und GKV (2006): S. 309.
[50] Vgl. Metzinger, B. (2006): S. 241.
[51] Vgl. Scholz, R. (2006): S. 6 f.

Im neuen Finanzierungsmodell gibt es künftig einen kasseneinheitlichen Beitragssatz. Stellen sich die Einnahmen der Kassen mit Hilfe dieses Einheitsbeitrags nicht kostendeckend dar, so darf jede Kasse einen Zusatzbeitrag erheben. Der Zusatzbeitrag darf jedoch aufgrund der Überforderungsklausel ein Prozent des Haushaltseinkommens nicht überschreiten.[52] Dies würde bedeuten, dass große Versorgerkassen mit vielen einkommensschwachen und chronisch kranken Versicherten, die diese Härtefallregelung in Anspruch nehmen können, ihre Ausgaben nicht decken können. Krankenkassen, die sich in einer solchen Situation befinden, wie den Allgemeinen Ortskrankenkassen, würden dann von der Insolvenz bedroht sein.[53] Im Falle der Zahlungsunfähigkeit einer Krankenkasse, müssten die Versicherten dann zu einer anderen wechseln. Die Versicherten einschließlich der einkommensschwachen und chronisch Kranken müssten obligatorisch von anderen Krankenkassen aufgenommen werden. Die Wettbewerbsposition der Auffangkassen würde sich damit benachteiligen und somit könnten Anschlussinsolvenzen die Folge sein.[54]

Neben der bisher dargelegten finanziellen Notlage der Krankenkassen tritt ein bilanzrechtlicher Sachverhalt. Gemäß dem Eckpunktepapier soll die Rechnungslegung nach dem Handelsgesetzbuch (HGB) eingeführt werden.[55] Das erfordert im Zusammenhang mit dem Insolvenzrecht, dass die Krankenkassen beispielsweise Pensionsrückstellungen für ihre Dienstordnungsangestellten[56] zu bilden haben. Allein nach Passivierung dieses Postens könnten viele Kassen bereits insolvent sein bzw. am Stichtag der Einführung als insolvent gelten.[57] Faktisch erfolgt die Reduzierung der Kassenzahl.[58]

Auf Leistungserbringerseite kann die Einführung des Insolvenzrechts dazu führen, dass Behandlungen nur noch gegen Vorkasse gewährt werden, um sich so gegen das Konkursrisiko der Krankenkasse abzusichern – in Folge eine Abkehr vom Sachleistungsprinzip und somit eine Infragestellung der Versorgungssicherheit.[59]

---

[52] Vgl. Bundesministerium für Gesundheit (2006a): S. 21 ff.
[53] Vgl. Scholz, R. (2006): S. 6 f.
[54] Vgl. o.V. (2006a): S. 2.
[55] Vgl. Bundesministerium für Gesundheit (2006a): S. 18.
[56] *Dienstordnungsangestellte sind Beschäftigte einer Krankenkasse, die zwar in einem privatrechtlichen Arbeitsverhältnis stehen, für welche jedoch beamtenrechtliche Grundsätze gelten. Die Krankenkassen dürfen seit 1993 keine neuen Dienstordnungsangestellte mehr einstellen. Neue Arbeitsverhältnisse werden grundsätzlich nur noch auf tarifrechtlicher Grundlage abgeschlossen.*
[57] Vgl. Wasem, J. (2006): S. 7.
[58] Vgl. o.V. (2006a): S. 2 f.

4.   ZUSAMMENFASSUNG UND FAZIT

Mit dem GKV-Wettbewerbsstärkungsgesetz (GKV-WSG) verfolgt der Gesetzgeber zunächst einmal das Globalziel der Stärkung des Wettbewerbs im gesetzlichen Krankenversicherungssystem. Hierzu zeichnen sich im Bereich des Organisations- und kollektiven Vertragsrechts deutliche institutionelle und strukturelle Veränderungen ab. Zur Straffung der Abläufe und zur Vermeidung von Handlungsblockaden werden die Spitzenverbände der Krankenkassen zu einem einheitlichen Spitzenverband auf Bundesebene gebündelt. Innerhalb der gemeinsamen Selbstverwaltung wird der Gemeinsame Bundesausschuss professionalisiert und umstrukturiert. Die Möglichkeiten zur Einflussnahme durch das Bundesministerium für Gesundheit (BMG) werden ausgedehnt. Als Folge der Umwandlung der Bundesverbände der Krankenkassen werden die Haftungsverbünde aufgelöst. In Verbindung damit wird das Insolvenzrecht auf alle Krankenkassen erweitert.

Die Errichtung des neuen *Spitzenverbandes Bund der Krankenkassen* bedeutet zunächst einmal die Vereinheitlichung der bisher nach Kassenarten getrennten Verbände auf Bundesebene. Es erwächst damit eine Kompetenzbündelung, insbesondere für den Abschluss von Kollektivverträgen. Auf der Gegenseite wird der wettbewerbliche Handlungsspielraum für einzelne Krankenkassen eingeschränkt. Handlungsblockaden werden dadurch kaum zu beseitigen sein, da diese ohnehin erst beim Interessensausgleich mit den Leistungserbringern aufkommen. Die Mechanismen zum Interessenausgleich der bisherigen Spitzenverbände untereinander gelten als funktionsfähig. Das weitere Bestehen der Bundesverbände als Gesellschaften bürgerlichen Rechts neben dem neuen Spitzenverband birgt die Gefahr zur Vorhaltung von Doppelstrukturen. Somit sind potentielle ökonomische Effizienzvorteile von geringerer Bedeutung.

Die hauptamtliche Besetzung des *Gemeinsamen Bundesausschusses* stellt die Legitimität und Repräsentativität dieses höchsten Gremiums der gemeinsamen Selbstverwaltung in Frage. Die Zuständigkeit des BMG würde mit seinen erweiterten Einflussmöglichkeiten von der bisherigen Fachaufsicht zur Rechtsaufsicht transformiert werden.

Die finanzielle Lage der Krankenkassen wird sich durch Reformen auf der Einnahmen- und Ausgabenseite verschlechtern. Angesichts dessen kann es zur *Insolvenz* von vielen Krankenkassen kommen. Flankierung durch die geplante Veränderung der Finanzierung und des Bilanzrechts sind viele große Versorgerkassen zum Konkurs prädestiniert. Folglich verringert sich die Zahl der Krankenkassen deutlich. Leistungserbringer könnten zur

---

[59] Vgl. o.V. (2006a): S. 3.

Absicherung des Finanzrisikos Vorauszahlungen von ihren Patienten verlangen. Schließlich wäre das Sachleistungsprinzip der GKV durchbrochen und die Versorgungssicherheit nicht mehr gewährleistet.

Insgesamt zeigen sich die institutionellen und strukturellen Reformen kaum vereinbar mit dem Ziel des Gesetzgebers, nämlich der Wettbewerbsstärkung. Insbesondere bei der Reform der Spitzenverbände lassen sich Zentralisierungstendenzen und Kompetenzverlagerungen erkennen, die einem Streben nach mehr Wettbewerb eher widersprechen.

Die Ausdehnung des Insolvenzrechts ist eine Folge der Neuordnung der Verbandsstruktur der Krankenkassen und damit einhergehend die Auflösung der Haftungsverbünde. Sie wird zwar die wohl beabsichtigte Kassenzahl senken, jedoch ist diese dann keine Folge von Wettbewerb.

Schließlich zeigt sich am Beispiel des Spitzenverbandes Bund und des neuen Gemeinsamen Bundesausschusse der erweiterte staatliche Einfluss in die Selbstverwaltung des Gesundheitswesens.

LITERATURVERZEICHNIS

BETRIEBS- UND PERSONALRÄTE DER SPITZENVERBÄNDE DER KRANKENKASSEN (2006): Die Aufgaben der Spitzenverbände der gesetzlichen Krankenkassen, http://www.see-bg.de/ueberuns/downloads/Aufgaben_Spitzenverband_11.10.2006.pdf. (Zugriff: 05.12.2006)

BUNDESMINISTERIUM FÜR GESUNDHEIT (2006A): Eckpunkte zu einer Gesundheitsreform 2006, http://www.die-gesundheitsreform.de/gesundheitspolitik/pdf/eckpunkte_gesundheitsreform_2006.pdf?par am=reform2006. (Zugriff: 23.11.2006)

BUNDESMINISTERIUM FÜR GESUNDHEIT (2006B): Redaktionsbüro Gesundheit, Gemeinsamer Bundesausschuss, http://www.die-gesundheitsreform.de/solidarisch_versichern/pdf/gemeinsamer_bundesausschuss.pdf. (Zugriff: 29.11.2006)

BUNDESMINISTERIUM FÜR GESUNDHEIT (2006C): Sicherung der Qualität im Gesundheitswesen, Berlin.

BUNDESREGIERUNG (2006): Gesetzentwurf der Bundesregierung, Entwurf eines Gesetzes zur Stärkung des Wettbewerbs in der gesetzlichen Krankenversicherung (GKV-Wettbewerbsstärkungsgesetz – GKV-WSG), http://www.die-gesundheitsreform.de/gesundheitspolitik/pdf/gesetzentwurf_wettbewerbsstaerkungsgeset z.pdf?param=reform2006. (Zugriff: 15.11.2006)

DEUTSCHER BUNDESTAG (2006): Wortprotokoll – Öffentliche Anhörung, Themenblock II: Organisation, Ausschuss für Gesundheit, 30. Sitzung am 06.11.2006, Protokoll Nr. 16/30, http://www.bundestag.de/ausschuesse/a14/anhoerungen/029-034/Protokolle/030.pdf. (06.12.2006)

EBSEN, INGWER / GREß, STEFAN ET AL. (2003): Vertragswettebewerb in der gesetzlichen Krankenversicherung zur Verbesserung von Qualität und Wirtschaftlichkeit der Gesundheitsversorgung, Gutachten im Auftrag des AOK-Bundesverbandes, Endbericht – 06. März 2003.

GKV (2006A): Gemeinsame Stellungnahme der Spitzenverbände der Krankenkassen zum Entwurf eines Gesetzes zur Stärkung des Wettbewerbs in der Gesetzlichen Krankenversicherung, http://www.gkv.info/gkv/fileadmin/user_upload/Positionen/ stellungnahme_20061106.pdf.

GKV (2006B): Homepage der Gesetzlichen Krankenkassen, www.g-k-v.de.

METZINGER, BERND (2006): G-BA: Vom Selbstverwaltungsorgan zur staatlichen Regulierungsbehörde, in: Die Krankenversicherung, 58. Jahrgang, Heft 9, S. 239-242.

NÖSSER, GERHARD (2004): Die Bundesmantelverträge, KBV-Fortbildungsheft, Heft 5, 12/2004.

O.V. (2006A): Kassenfusionen statt Kassensterben! In: Landesvertretung Nordrhein-Westfalen des VdAK/AEV (Hrsg.), Ersatzkassen Report Nordrhein-Westfalen, Dezember 2006, S. 1-3, http://www.vdak.de/LVen/NRW/Presse/Laenderreport/200603.pdf. (Zugriff: 23.12.2006)

O.V. (2006B): Neuordnung des G-BA stellt Selbstverwaltung in Frage, in: Die Krankenversicherung, 58. Jahrgang, Heft 9, S. 236-238.

PLASS, MARTIN (2006): Warum einen Spitzenverband ? in: Die Ersatzkasse, Heft 10/2006, Seite 376-377.

REIMERS, LUTZ (2006): Die Gesundheitsreform 2006 aus wirtschaftspolitischer Sicht, in: Wirtschaftsdienst, Vol. 86, No. 9, S. 588-594.

ROSENBROCK, ROLF / GERLINGER, THOMAS (2006): Gesundheitspolitik – Eine systematische Einführung, 2., vollständig überarbeitete und erweiterte Auflage, Verlag Hans Huber, Bern.

SACHVERSTÄNDIGENRAT ZUR BEGUTACHTUNG DER ENTWICKLUNG IM GESUNDHEITSWESEN (2005): Koordination und Qualität im Gesundheitswesen, Gutachten 2005, http://dip.bundestag.de/btd/15/056/1505670.pdf. (20.12.2006)

SCHOLZ, RUPERT (2006): Verfassungsrechtliches Gutachten zum Entwurf des Wettbewerbsstärkungsgesetzes (GKV-WSG), im Auftrag des AOK-Bundesverbandes, http://www.aok-bv.de/imperia/md/content/aokbundesverband/dokumente/pdf/politik/insolvenz_gutac hten_scholz.pdf. (25.12.2006)

SCHOLZ, RUPERT / BUCHNER, REIMAR (2006): Gutachterliche Stellungnahme zu verfassungsrechtlichen Fragen der Reform der Organisation der Verbände der gesetzlichen Krankenkassen im Rahmen der Gesundheitsreform 2007, abgegeben im Auftrag des IKK Bundesverbandes und BKK Bundesverbandes, http://www.aok-bv.de/imperia/md/content/aokbundesverband/dokumente/pdf/politik/gutachten_schol z_dachverband011106.pdf. (Zugriff: 25.12.2006)

SIMON, MICHAEL (2005): Das Gesundheitssystem in Deutschland – Eine Einführung in Struktur und Funktionsweise, Verlag Hans Huber, Bern.

SPITZENVERBÄNDE DER KRANKENKASSEN (HRSG.) (2006): Verfassungsfragen und Umsetzungsprobleme im GKV-Wettbewerbsstärkungsgesetz (GKV-WSG), gemeinsame Positionierung der Verbände im Gesundheitswesen, http://www.vdak.de/presse/presseerklaerungen/spik_pe/spik_pe_2006/pe_spik_2006112 1/verfassungs_umsetzungsprobleme_20061121.pdf. (Zugriff: 15.12.2006)

STRAßNER, ALEXANDER (2006): Funktionen von Verbänden in der modernen Gesellschaft, in: Aus Politik und Zeitgeschichte (APuZ), Heft 15-16/2006, S. 10-17.

WASEM, JÜRGEN (2006): Stellungnahme im Rahmen der Sachverständigenanhörung zum Themenbereich „I. Finanzierung", http://www.bundestag.de/ausschuesse/a14/anhoerungen/029-034/stll_eingel/Wasem1.pdf. (Zugriff: 29.12.2006)

ZALEWSKI, THOMAS (2004): Gesamtverträge und Gesamtvergütung, KBV-Fortbildungsheft, Heft 6, 07/2004.